Td 140/15

Imprimerie de COSSE et J. DUMAINE, rue Christine, 2.

CONSIDÉRATIONS

SUR LES

MALADIES ET INFIRMITÉS

CAUSES D'EXEMPTION DU SERVICE MILITAIRE

DANS LE DÉPARTEMENT DE LA VENDÉE, EN 1863;

BIBLIOTHÈQUE IMPÉRIALE IMPR.

PAR M. LEQUES,
Médecin-major de deuxième classe.

PARIS
LIBRAIRIE DE LA MÉDECINE, DE LA CHIRURGIE ET DE LA PHARMACIE MILITAIRES
VICTOR ROZIER, ÉDITEUR,
RUE CHILDEBERT, 11,
Près la place Saint-Germain-des-Prés.

1864

Td 140 15

CONSIDÉRATIONS

SUR

LES MALADIES ET INFIRMITÉS

CAUSES D'EXEMPTION DU SERVICE MILITAIRE

DANS LE DÉPARTEMENT DE LA VENDÉE, EN 1863.

La Vendée peut être divisée en quatre régions distinctes au point de vue de la configuration physique, des productions et des mœurs de leurs habitants. Ce sont : la *Plaine*, pays plat et découvert, n'offrant que peu de végétation arborescente, mais une étendue uniforme de riches moissons dont le facile écoulement assure la fortune de sa population, presque exclusivement agricole ; le *Bocage*, pays boisé et élevé, où les productions très-variées se consomment sur place en raison de la difficulté des communications, et dont les habitants offrent le caractère particulier aux gens des montagnes, à la fois pasteurs et laboureurs ; les *Marais d'eau douce*, où de gras pâturages et de vertes prairies, arrosés par mille canaux, permettent l'élevage de nombreux chevaux et de bêtes à cornes, source de fortune pour une population essentiellement commerçante ; enfin les *Pays maritimes* ou *marais salants*, couvrant le littoral du département, la région la plus pauvre comme culture, il est vrai, mais où l'on trouve avec des industries diverses, telles que des salines, l'élevage des bestiaux et l'exploitation des engrais, de nombreux pêcheurs et aussi des marins.

Marais gras ou d'eau douce. — Les marais gras ou d'eau douce, alimentés par la Sèvre niortaise et ses affluents qui y forment d'innombrables canaux entrecroisés dans tous les sens, comprennent la partie sud-est du département. Ils sont limités : au nord, par la Ceinture-des-Hollandais ; au sud, par la Sèvre niortaise ; à l'est, par le canton de Maillezais. Bien que le canton de Luçon appartienne autant à la Plaine qu'au Marais, nous le rangeons toutefois dans cette dernière région, en raison de son étroit voisinage et du commerce considérable qui s'y fait par le canal qui porte son nom. Le canton de Talmont, quoique rangé dans le Bocage, possède une grande étendue de marais gras, destinés aussi à l'élève des bestiaux. Le canton de Luçon avait 159 inscrits pour un contingent de 49 hommes. On est arrivé, pour le former, au n° 93. Nous avons trouvé :

DÉFAUTS ET VICES DE CONSTITUTION.		AFFECTIONS DIVERSES.	
Défauts de taille	3	Tumeur blanche du genou droit	1
Faiblesse de constitution	3	Callosité énorme au cou-de-pied droit	1
Myopie	1	Teigne	1
Bégaiement	1	Perte de l'usage de l'index gauche (blessure)	1
Déviation de l'épine dorsale	1	Hernie inguinale gauche	1
Incurvation des jambes	1	Varicocèle gauche	1
Atrophie des muscles de l'épaule droite (affection congénitale)	1		
Hypertrophie des glandes mammaires	1		
Idem. .... du cœur	1		

Signalons une simulation de rétraction des extenseurs des orteils, une d'amaurose, une de myopie.

Le canton de Chaillé-les-Marais avait 121 inscrits pour un contingent de 37. On est arrivé au n° 64. Nous avons trouvé :

DÉFAUTS ET VICES DE CONSTITUTION.		AFFECTIONS DIVERSES.	
Défaut de taille	2	Entorse chronique du pied droit	1
Faiblesse de constitution	1	Ankylose incomplète du coude gauche	1
Difformité du thorax (atrophie du pectoral droit)	1	Rétraction du pouce et de l'auriculaire par cicatrice résultant de brûlure	1
		Eczéma chronique au creux poplité gauche	1
		Cicatrice adhérente au sacrum (fièvre typhoïde)	1
		Varices à la jambe droite	1
		Idem. gauche	1
		Hydrocèle du cordon droit	1

Simulation : une surdité.

Sur 157 hommes examinés dans cette région, nous trouvons seulement cinq défauts de taille. La population est belle, vigoureuse, d'une taille généralement élancée. Une hernie, une varicocèle, deux cas de varices, sont des chiffres peu élevés si l'on a égard aux habitudes qu'ont les habitants de franchir les canaux et rigoles et de se livrer pour cela à des efforts souvent répétés.

Plaine.—La Plaine, limitée au sud par les Marais d'eau douce, à l'est par les Deux-Sèvres, au nord et à l'ouest par le Bocage, n'a que cinq cantons.

Le canton de Fontenay-le-Comte, pour un contingent de 53 hommes, avait 173 inscrits. On est arrivé au n° 118. Nous avons trouvé :

DÉFAUTS ET VICES DE CONSTITUTION.		AFFECTIONS DIVERSES	
Défaut de taille	2	Perte de l'œil gauche (blessure)	1
Faiblesse de constitution	2	Hernie directe droite	1
Gibbosité et rachitisme	2	*Idem* inguinale gauche	1
Scrofules	6	Dilatation des anneaux inguinaux	1
Myopie	1	Varicocèle gauche	1
		Hydrocèle enkysté du cordon droit	1
		Adénite inguinale gauche chronique, se rattachant à un vice scrofuleux	1
		Rhumatisme chronique généralisé	1
		Perte partielle du pouce droit (panaris)	1
		Déviation du pied gauche (fracture)	1
		Engorgement chronique de l'articulation tibio-tarsienne gauche (entorse)	1

AFFECTIONS DIVERSES (*suite*).	
Kyste du cordon droit.	1
Idem synovial sur l'articulation métatarso-phalangienne du gros orteil droit.	1
Cicatrices difformes et adhérentes à la face (variole).	1
Incurvation de la jambe droite, suite d'entorse du genou.	1

Signalons deux simulations, l'une de surdité, l'autre de myopie.

Le canton de Saint-Hilaire-des-Loges, pour un contingent de 36 hommes, avait 118 inscrits. On est arrivé au n° 62. Nous avons trouvé :

DÉFAUTS ET VICES DE CONSTITUTION.		AFFECTIONS DIVERSES.	
Défaut de taille.	0	Ophthalmie chronique.	2
Pieds plats et déviés.	1	Conjonctivite chronique.	1
Difformité des pieds.	1	Exostose au poignet gauche.	1
Incontinence d'urine congénitale. . . .	1	Rétraction des doigts de la main droite.	1
		Claudicat. de la jambe droite (coxalgie).	1
		Testicule gauche engagé dans l'anneau.	1
		Hydrocèle gauche.	1
		Varices (jambe droite).	1
		Idem (jambe gauche).	1
		Phthisie pulmonaire.	1

Le canton de Maillezais, pour un contingent de 46 hommes, avait 149 inscrits. On est arrivé au n° 84. Nous avons trouvé :

DÉFAUTS ET VICES DE CONSTITUTION.		AFFECTIONS DIVERSES.	
Défaut de taille.	4	Abcès froid au bras gauche.	1
Faiblesse de constitution.	2	Epiphora et déviation des deux pieds.	1
Scrofules au membre pelvien gauche.	1	Perte de l'œil gauche.	1
Pied bot (varus) droit.	1	Ankylose du coude gauche (fracture).	1
Chevauchement du cinquième orteil droit.	1	Coxalgie droite.	1
Difformité du thorax (saillie extrême du sternum).	1	Hernie inguinale droite.	1
Myopie.	1	*Idem*. . . . . gauche.	1
		Varices aux deux jambes avec déviation.	1
		Idem de la jambe gauche et varicocèle du même côté	1
		Surdité (scrofules).	1

Le canton de l'Hermenault, pour un contingent de 32, avait 104 inscrits. On est arrivé au n° 69. Il nous a fourni :

DÉFAUTS ET VICES DE CONSTITUTION.		AFFECTIONS DIVERSES.	
Défaut de taille	4	Épiphora et amaurose commençante	1
Faiblesse de constitution	2	Carie des dents	1
Difformité du thorax	1	Cicatrices adhérentes à la jambe droite	1
Myopie	1	*Idem*. au sacrum (fièvre typhoïde)	1
Surdité	1	Cicatrices scrofuleuses au cou	1
Rachitisme avec claudication de la jambe droite	1	Entorse chronique du pied gauche	1
Déviation de l'épaule droite	1	Claudicat. de la jambe gauche (fracture)	1
Difformité des pieds (callosités énormes aux extrémités postérieures et externes des cinquièmes métatarsiens)	1	Testicule gauche engagé dans l'anneau	1
Hypertrophie des glandes mammaires	1	Varicocèle volumineuse à gauche	1
		Kyste du cordon droit	1

Le canton de Chantonay, pour un contingent de 40, avait 129 inscrits. On est arrivé au n° 72. Nous avons trouvé :

DÉFAUTS ET VICES DE CONSTITUTION.		AFFECTIONS DIVERSES.	
Défaut de taille	3	Emphysème pulmonaire	1
Faiblesse générale (1 avec cirsocèle)	3	Cicatrice adhérente à la jambe gauche	1
Rachitisme	2	Psoriasis guttata aux membres pelviens	1
Scrofules	1	Exostose de la malléole externe gauche	1
		Perte des deux premières phalanges du pouce droit (blessure)	1
		Cicatrice adhérente à la jambe gauche (blessure)	1
		Cirsocèle gauche	1
		Kyste du cordon gauche	1
		Varicocèle gauche (1 avec varices aux deux jambes)	2
		Varicocèle gauche avec atrophie du membre pelvien gauche	1
		Varices aux deux jambes	1
		Idem au membre pelvien gauche	1
		Hernie inguinale directe droite	1

Bocage. — Il forme les 5/9 du département et contient les seize cantons suivants :

Le canton de Rocheservière, pour un contingent de 19 hommes, avait 60 inscrits. On s'est arrêté au n° 32. Nous avons trouvé :

DÉFAUTS ET VICES DE CONSTITUTION.		AFFECTIONS DIVERSES.	
Défaut de taille	0	Taie de l'œil gauche	1
Faiblesse de constitution	1	Claudicat. de la jambe droite (coxalgie)	1
Punaisie	1	Mauvaises dents	1
		Hernie inguinale gauche	1
		Idem. droite	1

Une simulation de rétraction des fléchisseurs des doigts

de la main droite, faite avec adresse et courage, a arrêté pendant plusieurs minutes le conseil.

Le canton de Montaigu avait 167 inscrits pour un contingent de 52. On est arrivé au n° 93. Nous avons trouvé :

DÉFAUTS ET VICES DE CONSTITUTION.		AFFECTIONS DIVERSES.	
Défaut de taille.	3	Ostéite du maxillaire supérieur.	1
Faiblesse de constitution.	3	Carie des dents.	1
Hypertrophie du corps thyroïde (accompagnée de varicocèle).	1	Varices du membre pelvien droit et des parois abdominales inférieures du même côté.	1
Déviation du pied droit avec atrophie du membre pelvien du même côté (scrofules).	1	Varices à la jambe droite.	1
Martellem. du deuxième orteil gauche.	1	*Idem.* gauche (hernie crurale même côté).	1
Déformation du pied droit (callosité énorme au niveau de l'articulation métatarso-phalangienne du gros orteil).	1	Varices à la jambe gauche avec déviation du pied droit.	1
		Varices à la jambe gauche et varicocèle du même côté.	1
		Varicocèle gauche et kyste du poignet droit.	1
		Hydrocèle gauche.	1
		Kyste du scrotum à droite.	1

Ce qui nous a frappé dans ce canton c'est la proportion considérable de varices et varicocèles. Chez plusieurs conscrits, cette dilatation du système veineux s'accompagnait d'un vice général de la constitution. Deux pères infirmes, réclamant leurs fils comme soutiens de famille, étaient porteurs de hernies crurales volumineuses. Le pays est pauvre : on y trouve deux filatures de coton, une fabrique de papeterie et quelques ouvriers tisserands. Notons deux simulations : l'une d'engorgement chronique de la jambe droite produit par la ligature du membre et des vésications préalables ; l'autre de myopie. Le canton de Mortagne-sur-Sèvre, pour un contingent de 44 hommes, avait 133 inscrits. On est arrivé au n° 66. Nous avons trouvé :

DÉFAUTS ET VICES DE CONSTITUTION.		AFFECTIONS DIVERSES.	
Défaut de taille	5	Phthisie pulmonaire	1
Faiblesse de constitution (chez 2 s'accompagnant de rachitisme)	3	Carie des dents	1
Palmure des 3e et 4e doigts, absence des 2e et 5e, atrophie du pouce, de toute la main droite et de l'avant-bras du même côté (état congénital)	1	Atrophie et raccourcissement du bras gauche (luxat. ancienne mal réduite)	1
Hypertrophie de la glande thyroïde	1	Taie sur l'œil gauche (avec incurvation des doigts de la main du même côté)	1
Surdité	1	Varices aux deux jambes	1
		Idem à la jambe droite	1

On trouve dans ce canton un certain nombre de tisserands, de filateurs et quelques ouvriers attachés à une fabrique de papeterie à Tiffauges. Les constitutions nous y ont paru, comme dans le précédent canton, généralement chétives et l'affection scrofuleuse dominante. Le père d'un jeune conscrit, réclamant son fils comme soutien de famille, était porteur d'un ostéosarcome volumineux du tibia gauche. Deux autres pères, aussi réclamants, étaient atteints de hernies crurales très-développées.

Deux simulations : l'une d'idiotie ; l'autre de surdité.

Le canton de Saint-Fulgent, pour un contingent de 35, avait 113 inscrits. On est arrivé au nº 63. Nous avons trouvé :

DÉFAUTS ET VICES DE CONSTITUTION.		AFFECTIONS DIVERSES.	
Défaut de taille	2	Taie sur l'œil gauche	1
Rachitisme	2	Cicatrices à la jambe gauche et rétraction de la commissure labiale gauche (brûlure)	1
Pieds plats et déviés	1	Carie et perte de dents	1
Idiotie	1	Adénite scrofuleuse fémorale double	1
		Engorgement du membre pelvien droit et adénite scrofuleuse à l'aine	1
		Hygroma du genou gauche	1
		Hernie inguinale double	1
		Idem gauche	1
		Varices à la jambe gauche	1

Deux simulations : l'une de surdité ; l'autre de conjonctivite chronique.

Le canton des Herbiers, pour un contingent de 44, avait 141 inscrits. On est arrivé au n° 73. Nous avons trouvé :

DÉFAUTS ET VICES DE CONSTITUTION.		AFFECTIONS DIVERSES.	
Défaut de taille	7	Carie des dents	1
Faiblesse générale	2	Rétract. du médius gauche (coupure)	1
Atrophie de la jambe gauche et pieds plats	1	*Idem.* . de l'auriculaire droit (brûlure)	1
Surdité	1	Eczéma chronique à la jambe gauche	1
Gibbosité	1	Tumeur blanche du genou gauche	1
		Déviation de la jambe droite (fracture)	1
		Incurvation de la cuisse droite (fracture)	1
		Hernie inguinale droite	1
		Dilatation de l'anneau inguinal droit	1
		Varices (jambe gauche)	1

La population, formée en partie de tisserands, nous a paru généralement faible et de petite taille. Il faut signaler une simulation d'épilepsie et l'autre de surdité. Le canton de Palluau, pour 115 inscrits, avait à fournir un contingent de 36. On est arrivé au n° 72. Nous avons trouvé :

DÉFAUTS ET VICES DE CONSTITUTION.		AFFECTIONS DIVERSES.	
Défaut de taille (1 avec rachitisme)	4	Perte des deux yeux (ophthalmie purulente à deux mois)	1
Faiblesse de constitution	1	Perte des incisives supérieures	1
Gibbosité	2	Carie d'un grand nombre de dents	1
Petitesse extrême des yeux avec imparfait développement et faiblesse des paupières	1	Hypertrophie du cœur	1
		Kyste du scrotum (à gauche)	1
		Ostéite du tibia (suite d'écrasement)	1
		Engorgement chronique de la jambe droite	1
		Varices aux deux jambes	1
		Varices de la jambe gauche	1

Le canton de Poiré-sous-Napoléon, pour un contingent de 48, avait 154 inscrits. On est arrivé au n° 108. Nous avons trouvé :

DÉFAUTS ET VICES DE CONSTITUTION.		AFFECTIONS DIVERSES.	
Défaut de taille	5	Perte de l'œil droit	1
Faiblesse de constitution	6	Carie des dents	1
Pieds plats et déviés (1 avec varices)	2	Difformité de la jambe gauche (rétraction du tendon d'Achille)	1
Atrophie du bras droit (congénitale)	1	Difformité de la main droite (incurvation des doigts)	1

	AFFECTIONS DIVERSES (*suite*).
	Atrophie de l'index droit (blessure). . 1
	Ostéite du tibia droit. 1
	Chute du rectum. 1
	Aliénation mentale.. 1
	Testicule engagé dans l'anneau (à droite). 2
	Hernie inguinale droite. 1
	Id. . . . . . . gauche. 1
	Hydrocèle du cordon droit. 1
	Varices volumineuses aux deux jambes. 1
	Hypospadias. 1

Une simulation de surdité.

Le canton des Essarts, d'un contingent de 42 hommes, avait 137 inscrits. On est arrivé au n° 75. Nous avons trouvé :

DÉFAUTS ET VICES DE CONSTITUTION.	AFFECTIONS DIVERSES.
Défaut de taille. 2	Insuffisance des valvules aortiques. . 1
Faiblesse de constitution. 5	Claudication de la jambe gauche (fracture du fémur). 1
Scrofules. 3	Claudication de la jambe gauche (coxalgie). 1
Dartres 1	Carie des dents. 4
Rachitisme.. 1	Hernie directe du côté droit. 1
Surdité. 1	*Id.* . . inguinale droite. 1
Chevauchement des orteils aux deux pieds. 1	*Id.* . . . . gauche. 1

Le contingent est ici généralement mauvais. Les constitutions sont entachées du vice scrofuleux. C'est aussi le canton qui nous a fourni le plus de mauvaises dents :

Une simulation de bégaiement.

Le canton de Pouzauges, pour un contingent de 63, avait 124 inscrits. On est arrivé au n° 118. Nous avons trouvé :

DÉFAUTS ET VICES DE CONSTITUTION.	AFFECTIONS DIVERSES.
Défaut de taille. 9	Hypertrophie du cœur (rhumatism.). . 1
Faiblesse générale (chez 1, bégaiement). 5	Perte de l'œil gauche. 1
Scrofules. 1	Atrophie de l'index gauche (blessure). 1
Rachitisme. 2	Perte et carie des incisives supérieures. 1
Pied-bot (équin) 1	Cicatrice adhérente à la jambe gauche (blessure). 1
Bégaiement. 2	Hernie inguinale gauche (épiplocèle). . 1
Idiotie. 1	*Id.* . . . . . . droite. 1
	Dilatation des anneaux inguinaux. . . 1
	Kyste du cordon gauche. 1
	Varices à la jambe gauche. 1

Je signalerai pour mémoire une palmure des deuxième et troisième orteils de chaque pied, le jeune conscrit ayant été du reste reconnu apte au service.

Ce canton est un des plus mauvais de la Vendée. Il faut remarquer d'ailleurs que le nombre des infirmités croît à mesure qu'on s'élève dans le Bocage.

Trois simulations : l'une de rétraction des extenseurs des orteils ; la deuxième de nyctalopie ; la troisième de myopie.

La carie des incisives nous a paru plus fréquente à la mâchoire supérieure.

Le canton de la Motte-Achard, pour un contingent de 39, avait 125 inscrits. On est arrivé au n° 72. Nous avons trouvé :

DÉFAUTS ET VICES DE CONSTITUTION.		AFFECTIONS DIVERSES.	
Défaut de taille	4	Hypertrophie du cœur	1
Faiblesse de constitution (1 avec blépharite chronique)	2	Perte des deux premières phalanges de l'index gauche	1
Gibbosité	2	Rétraction des extenseurs de la main droite	1
Rachitisme	2	Tumeur blanche (genou gauche)	1
		Hernie inguinale droite (mauv. dents)	1
		Id. gauche	2
		Varices (jambe droite) et carie des dents	1
		Id. (jambe gauche)	1
		Id. aux deux jambes et varicocèle gauche	1

La population est ici chétive et entachée du vice scrofuleux. Nous avons trouvé bon nombre de hernies et de varices.

Le canton de Napoléon, pour un contingent de 74 hommes, avait 241 inscrits. On est arrivé au n° 148. Nous avons trouvé :

DÉFAUTS ET VICES DE CONSTITUTION.		AFFECTIONS DIVERSES.	
Défaut de taille	14	Perte de l'œil droit	2
Faiblesse de constitution	11	Perte de la première phalange du pouce gauche	1
Gibbosité	1	Tumeur blanche (genou droit)	1
Scrofules et dartres	5	Difformité du genou gauche (entorse)	1
Epilepsie	1	Phthisie pulmonaire	2
Surdité	1	Hernie inguinale droite	1
Pied bot (talus gauche)	1	*Idem*. . . . . . gauche	2
Id. . . (équin)	1	Varices du membre pelvien gauche, avec faiblesse de la vue	1
Voussure du dos	1	Varicocèle (1 avec alopécie)	2
Déviation de l'épine dorsale (rachit.)	1		

La population est ici chétive et de petite taille, offrant à la fois le rachitisme et les scrofules. C'est un des cantons qui nous ont fourni relativement le plus d'infirmités.

Le canton de Moutiers-les-Mauxfaits, pour un contingent de 38, avait 123 inscrits. On est arrivé au n° 75. Nous avons trouvé :

DÉFAUTS ET VICES DE CONSTITUTION.		AFFECTIONS DIVERSES.	
Défaut de taille	3	Déformation de la pupille (synéchie antérieure)	1
Faiblesse de constitution	1	Conjonctivite chronique	1
Surdi-mutité	1	Kératite. . . . *Idem*	1
Bégaiement accompagné de défaut de taille et cicatrice scrofuleuse au thorax	1	Perte de 10 dents	1
Hypospadias (avec paralysie de la paupière supérieure gauche)	2	Psoriasis étendu	1
Chevauchement des orteils	1	Varices volumineuses aux deux jambes	1

Comme dans le précédent canton, la race est petite et faible.

Un simulateur a présenté un amaigrissement extrême provoqué par des fatigues, l'abstinence et des sudations répétées dans une étuve.

Le canton de Mareuil, pour un contingent de 22, avait 71 inscrits. On est arrivé au n° 40. Nous avons trouvé :

DÉFAUTS ET VICES DE CONSTITUTION.		AFFECTIONS DIVERSES.	
Défaut de taille	1	Dartres chroniques (psoriasis)	1
Faiblesse de constitution	3	Cancer de la verge	1
Difformité de la poitrine	1	Hydrocèle à droite	1
Epilepsie	1	Varicocèle gauche	1
Rachitisme	1	Perte d'un grand nombre de dents	1
		Cicatrice adhérente au tibia gauche (brûlure)	1

Le canton de Sainte-Hermine, pour un contingent de 37, avait 119 inscrits. On est arrivé au n° 72. Nous avons trouvé :

DÉFAUTS ET VICES DE CONSTITUTION.	
Défaut de taille	6
Faiblesse de constitution	1
Idem. des extrémités inférieures	1

AFFECTIONS DIVERSES.	
Ophthalmie chronique	1
Perte partielle de l'œil gauche	1
Id. de l'œil droit	1
Ankylose de l'index droit (brûlure)	1
Carie des dents	1
Claudication de la jambe gauche (raccourcissement congénital)	1
Hernie inguinale droite	2
Dilatation des anneaux inguinaux	1

Le canton de la Châtaigneraie, pour un contingent de 60 hommes, avait 194 inscrits. On est arrivé au n° 114. Nous avons trouvé :

DÉFAUTS ET VICES DE CONSTITUTION.	
Défaut de taille	11
Faiblesse de constitution	5
Difformité du thorax	2
Hypertrophie de la glande thyroïde avec engorgement du cordon droit	1
Chevauchement des deuxième et troisième orteils droits	1

AFFECTIONS DIVERSES.	
Cicatrice adhérente à la mâchoire inférieure (scrofules)	1
Adénite cervicale gauche et hernie inguinale droite	1
Perte de l'œil droit (blessure)	1
Perte de l'usage du pouce gauche (brûlure)	1
Claudication de la jambe gauche (fracture du fémur)	1
Cataracte droite avec difformité du thorax	1
Rétraction du biceps droit	1
Exostose du tibia gauche et surdité (scrofules)	1
Kyste du cordon gauche	1
Hernie inguinale droite et varices à la jambe du même côté	1

On voit qu'ici les affections du système lymphatique prédominent et se trouvent parfois accouplées à d'autres infirmités chez le même individu. La race est faible et petite.

Notons une simulation de myopie.

Le canton de Talmont, pour un contingent de 38, avait 124 inscrits. On est arrivé au n° 66. Nous avons trouvé :

DÉFAUTS ET VICES DE CONSTITUTION.		AFFECTIONS DIVERSES.	
Défaut de taille.	1	Atrophie de l'index gauche (panaris).	1
Faiblesse de constitution.	1	Cancer de la face.	1
Gibbosité.	1	Rétraction de l'avant-bras droit par cicatrices résultant de brûlure.	1
Pieds plats et déviés, avec bégaiement.	1	Cicatrice adhérente à la jambe droite.	1
		Eczéma chronique.	1
		Hernie inguinale droite.	1
		Idem. gauche.	1
		Varices à la jambe droite.	1
		Idem. aux deux membres inférieurs.	1

Marais salants.—Les Marais salants occupent tout le littoral du département, depuis Noirmoutiers jusqu'à Talmont. Il faut y comprendre aussi l'île d'Yeu. Sa population, plus intelligente et plus active que celle du Bocage, a pu, malgré l'infécondité du sol, y développer des industries diverses, qui, avec la profession maritime, non-seulement suffisent à ses besoins, mais encore lui permettent un commerce lucratif. On y compte sept cantons. L'île et canton de Noirmoutiers, pour un contingent de 32 hommes, avait 104 inscrits. On est arrivé au n° 44. Nous avons trouvé :

DÉFAUTS ET VICES DE CONSTITUTION.		AFFECTIONS DIVERSES.	
Défaut de taille.	0	Claudication du membre pelvien gauche (coxalgie ancienne).	1
Faiblesse de constitution (dont 1 avec scrofules et teigne).	3		
Claudication (raccourcissement congénital du membre pelvien gauche).	1		
Voussure du dos.	1		

La race est forte et de haute taille ; les constitutions y sont magnifiques ; les dents saines et belles, contrairement à ce qu'on observe d'habitude sur le littoral.

Le canton de Beauvoir-sur-Mer, pour un contingent de 25, avait 81 inscrits. On est arrivé au n° 49. Nous avons trouvé :

DÉFAUTS ET VICES DE CONSTITUTION.		AFFECTIONS DIVERSES.	
Défaut de taille.	2	Atrophie du membre pelvien gauche et déviation du droit (rhumatisme chronique).	1
Faiblesse de constitution (1 avec tuberculisation pulmonaire).	3	Déformation du coude gauche (luxation ancienne).	1
Rachitisme.	1	Varices volumineuses aux deux jambes.	1
Scrofules.	1	Hernie inguinale droite.	1
Bégaiement.	1		
Epilepsie.	1		

Nous sommes ici au milieu des marais. La seule industrie est la pêche et l'exploitation des salines ; la population y est pauvre : aussi voyons-nous une race chétive et marquée au coin du rachitisme et des scrofules.

Notons une simulation de surdité.

Le canton de Challans, pour un contingent de 41, avait 132 inscrits. On est arrivé au n° 94. Nous avons trouvé :

DÉFAUTS ET VICES DE CONSTITUTION.		AFFECTIONS DIVERSES.	
Défaut de taille.	13	Carie des dents.	1
Faiblesse de constitution (2 avec déformation du thorax, 1 avec scrofules).	5	Claudication du côté gauche (abcès scrofuleux au membre pelvien du même côté).	1
Gibbosité.	3	Ankylose du coude gauche.	1
Atrophie du pectoral droit.	1	Varicocèle gauche.	1
Bégaiement.	1	Hydrocèle enkystée du cordon gauche.	1
Epilepsie (et varices à la jambe droite).	1	Cancer de la verge.	1
Pieds plats et déviés.	1		

C'est, après le précédent, le plus pauvre canton de la région qui nous occupe. La race y est plus petite et plus chétive encore, et les affections profondes de la constitution plus prononcées.

Trois simulations : une rétraction des fléchisseurs de la jambe droite ; un amaigrissement extrême provoqué et une incontinence d'urine.

Le canton de Saint-Jean-de-Monts, pour un contingent de 40, avait 128 inscrits. On est arrivé au n° 73. Nous avons trouvé :

DÉFAUTS ET VICES DE CONSTITUTION.		AFFECTIONS DIVERSES.	
Défaut de taille.	1	Hypertrophie du cœur.	1
Faiblesse de constitution.	3	Ankylose du genou gauche (tumeur blanche).	1
Chevauchement du cinquième orteil droit.	1	Psoriasis aux membres.	1
Myopie.	1	Varicocèle gauche.	1
Raccourcissement du membre pelvien droit.	1	Varices à gauche.	1
		Hernie inguinale droite.	1
		Idem. . . . . . gauche.	1

La population est généralement forte et de taille élevée. Nous y avons observé une conformation assez commune du sternum. La première pièce de cet os présente, à son union avec la deuxième, une excavation prononcée qui fait ressortir d'autant plus la saillie des pectoraux. La force n'en paraît pas diminuée chez ceux qui présentent cette disposition ; chez eux le thorax regagne en largeur ce qu'il a perdu en épaisseur.

Le canton de Saint-Gilles-sur-Vie, pour un contingent de 35, avait 112 inscrits. On est arrivé au n° 67. Nous avons trouvé :

DÉFAUTS ET VICES DE CONSTITUTION.		AFFECTIONS DIVERSES.	
Défaut de taille (1 avec faiblesse de constitution et luxation coxo-fémorale droite).	5	Carie des dents.	1
Faiblesse de constitution (1 avec hernie inguinale gauche).	3	Hypertrophie du cœur.	1
Voussure du dos.	1	Insuffisance des valvules aortiques.	1
Gibbosité.	1	Phthisie pulmonaire.	1
Surdi-mutité.	1	Hernie inguinale droite.	1
		Idem. . . . . . gauche.	1

Le canton des Sables-d'Olonne, d'un contingent de 46, avait 150 inscrits. On est arrivé au n° 88. Nous avons trouvé :

DÉFAUTS ET VICES DE CONSTITUTION.		AFFECTIONS DIVERSES.	
Défaut de taille.	2	Alopécie.	1
Faiblesse de constitution (1 avec déviation des jambes).	2	Fistule lacrymale gauche.	1
Surdité.	1	Ankylose du coude droit.	1
Bégaiement.	1	Luxation coxo-fémorale gauche.	1
Idiotie.	1	Dilatation de l'anneau inguinal droit.	1
Cataracte de l'œil droit (congénitale).	1	Adénite fémorale chronique.	1
		Hernie inguinale gauche.	1
		Varices à la jambe droite.	1

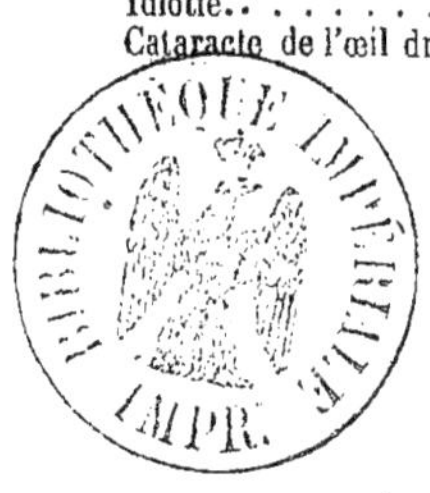
BIBLIOTHÈQUE IMPÉRIALE IMPR.

La population, généralement moins forte dans ce canton et dans le précédent que dans celui de Saint-Jean-de-Monts, est de beaucoup inférieure à celle de Noirmoutiers et même de l'île d'Yeu. Le canton de l'île d'Yeu, pour un contingent de 7 hommes, avait 23 inscrits. Les 6 premiers étaient marins classés et avaient été reconnus aptes au service. Le septième était d'une constitution moyenne et a complété le contingent.

En consultant le tableau qui précède, on arrive aux conclusions suivantes :

Défaut de taille.—Le Bocage est la région qui offre le plus de défauts de taille ; après lui viennent les Marais salants, puis la Plaine, enfin les Marais d'eau douce, dans les proportions suivantes sur 100 examinés :

Bocage.	6,01
Marais salants.	5,54
Plaine.	2,23
Marais gras.	2,22

Pour tout le département, cette proportion est de 5,02.

Faiblesse de la constitution.—Par rapport aux fréquences des faiblesses de la constitution, les régions de la Vendée doivent être classées dans l'ordre suivant :

1° Marais salants offrant pour 100 la proportion de		5,54
2° Bocage.	*idem*.	3,98
3° Marais gras.	*idem*.	2,55
4° Plaine.	*idem*.	2,24

Si les défauts de taille ne paraissent point en rapport exact avec les faiblesses de constitution, si les Marais salants occupent le deuxième rang pour les défauts de taille et le premier pour les faiblesses de constitution, il faut en rechercher la cause dans la magnifique population de Noirmoutiers, qui fait exception à toutes celles des Marais salants et où pas un seul défaut de taille ne figure parmi les motifs d'exemption. S'il était permis de le classer en dehors de la région dans laquelle il figure, nous arriverions à ce résultat que les faiblesses de la constitution sont en raison des défauts de taille.

Scrofules et dartres.—Les scrofules offrent les proportions suivantes :

Pour la Plaine, de.	2,98 pour 100
Pour les Marais salants. . . .	2,16
Pour le Bocage.	1,09
Pour les Marais gras.	0,63

et les affections dartreuses celles-ci :

Pour les Marais gras, de. . .	1,27 pour 100
Pour le Bocage.	1,01
Pour les Marais salants. . . .	0,74
Pour la Plaine.	0,24

Entre les affections scrofuleuses et dartreuses, les rapports sont renversés. Si elles sont seulement des manifestations différentes d'une même diathèse, on pourrait en conclure qu'elles se produisent dans des conditions distinctes. Plus commun dans les Marais gras que dans le Bocage, le vice herpétique l'est plus aussi dans les Marais salants que dans la Plaine.

Goître.—Les seuls cas de goître observés l'ont été dans le Bocage, pays montagneux et boisé, et aussi dans les points les plus élevés de cette région. Les hypertrophies des glandes mammaires, incompatibles avec le service militaire, au nombre de deux seulement, appartiennent à la Plaine et aux Marais gras. Il n'y a donc point de corrélation à établir entre elles et celles du corps thyroïde.

Idiotie, surdi-mutité, épilepsie et bégaiement.—L'idiotie, la surdi-mutité, l'épilepsie et le bégaiement appartiennent aux deux régions les plus pauvres, au Bocage et aux Marais salants.

L'idiotie nous offre les proportions suivantes :

Pour les Marais salants, de. . .	0,24 pour 100
Pour le Bocage.	0,15

La surdi-mutité, pour les Marais salants dans la proportion de 0,2409, l'est pour le Bocage dans celle de 0,077; l'épilepsie, qui offre dans le Bocage la proportion de 0,23, donne celle de 0,24 dans les Marais salants; et le bégaiement, qui est pour le Bocage dans la proportion de 0,31 pour 100, offre dans les Marais salants celle de 0,74.

Surdité.—Les surdités, par rapport à leurs fréquences, offrent les proportions suivantes :

Pour la Plaine, de.	0,401 pour 100
Pour le Bocage.	0,39
Pour les Marais salants.. . . .	0,24
Pour les Marais d'eau douce. .	0,00

Aliénation mentale. — Un seul cas d'aliénation mentale a été observé dans le Bocage.

Gibbosités et rachitisme.—Les gibbosités sont dans les proportions suivantes :

Pour les Marais salants, de. .	0,72 pour 100
Pour les Marais gras.	0,63
Pour le Bocage.	0,468
Pour la Plaine.	0,404

et le rachitisme donne :

Pour la Plaine.	1,24 pour 100
Pour le Bocage.	1,1718
Pour les Marais salants. . . .	0,72
Pour les Marais gras.	0,63

Difformités du thorax. — Les difformités du thorax, incompatibles avec le service militaire, sont au nombre de 14. Elles offrent les proportions suivantes sur 100 examinés :

Dans les Marais salants, de. .	1,20 pour 100
Dans la Plaine.	0,60
Dans le Bocage.	0,46

Myopie. — Sur quatre cas de myopie, un appartient aux Marais salants, un aux Marais d'eau douce, deux à la Plaine. On peut donc classer ces régions ainsi qu'il suit pour la fréquence de cette infirmité :

1° Marais gras, offrant pour 100 la proportion de 0,63
2° Plaine. . . . . *idem.* 0,49
3° Marais salants. . . . *idem.* 0,24
4° Bocage. . . . . *idem.* 0,00

Phthisie pulmonaire. — Malgré toute la difficulté que l'on éprouve à poser un diagnostic dans le bref délai accordé dans les séances du conseil et tout le soin qu'exige celui qui est relatif à la phthisie pulmonaire, comme notre mode d'examen a toujours été identique et méthodique, les cas que nous en avons observés nous permettent de classer, pour leur fréquence proportionnelle, les quatre régions de la Vendée ainsi qu'il suit :

1° Marais salants, offrant pour 100		0,48
2° Plaine	*idem*	0,22
3° Bocage	*idem*	0,11

Affections du cœur.—Par rapport à la fréquence des affections du cœur, les Marais salants occupent le premier rang ; après eux viennent successivement les Marais gras et le Bocage dans les proportions suivantes :

Marais salants	0,72 pour 100
Marais gras	0,63
Bocage	0,31

La disposition du sol coupé de nombreux canaux dans les marais et la nécessité où sont les habitants de les franchir très-fréquemment expliquent, avec les efforts considérables auxquels ils se livrent, l'exaltation des fonctions du centre circulatoire et l'hypertrophie de cet organe. Deux fois sur huit nous avons trouvé insuffisance des valvules aortiques. Le Bocage, ainsi qu'on pouvait le prévoir, devait offrir ces affections en proportion bien plus faible ; elles y sont en effet deux fois moins fréquentes.

Hernies. — La fréquence des hernies a fixé notre attention. Nous trouvons, pour tout le département, le chiffre de 36, ainsi réparties :

Hernies inguinales	doubles	2
Idem.	gauches	16
Idem.	droites	17
Hernie crurale		1

Ce qui donne pour le département la moyenne de 1,47 pour 100, et pour chacune de ses régions les suivantes :

Marais salants.	1,92 pour 100
Bocage.	1,79
Plaine.	0,74
Marais gras.	0,63

Comme pour les affections du cœur, les Marais salants occupent ici le premier rang. Vient ensuite le pays boisé et montagneux ; enfin la Plaine, où la proportion est des 2/3 plus faible que dans les premières régions.

Varicocèles.—Il n'y a point de relation entre les hernies et les varicocèles, ainsi qu'on aurait pu le supposer et que cela se rencontre du reste fréquemment dans les cas isolés qui se présentent à l'examen, la compression qu'exerce sur les veines du scrotum la tumeur herniaire expliquant de reste la dilatation veineuse. Nous trouvons pour la fréquence des varicocèles, dans ses diverses régions, les proportions suivantes :

Plaine.	1,01 pour 100
Marais salants.	0,72
Marais gras.	0,63
Bocage.	0,32

Du reste, il est de remarque que cette affection se rencontre très-souvent chez des hommes de haute taille et vigoureusement constitués, les hernies, au contraire, étant communes chez les individus chétifs, de petite taille, et les tempéraments lymphatiques très-prononcés.

Il faut noter la fréquence infiniment plus grande des varicocèles à gauche. Sur douze cas, un seul appartient au côté droit.

Nous n'avons trouvé que deux cas de cirsocèle ; ils appartiennent au canton de Chantonnay, dans le Bocage. Ce qui donne, à raison de 2,254 examinés, la proportion de 0,08 pour 100 pour les cirsocèles, celles des varicocèles étant de 0,53. Ces dernières sont donc 6 fois 1/2 plus communes que les premières.

Varices.—Les varices offrent le même nombre que les hernies. Mais leur répartition, qui est la même dans le Bocage, change dans les autres régions. Leur fréquence proportionnelle est indiquée ci-après :

Bocage.	1,79 pour 100
Plaine.	1,49
Marais gras.	1,27
Marais salants.	0,72

Quant à leur siége, nous en trouvons 8 au membre pelvien droit, 13 à celui du côté opposé, et 13 aux deux membres. On voit donc qu'elles sont 1 fois 1/2 plus communes à droite qu'à gauche.

Kystes du scrotum et du cordon. — Dix fois nous avons trouvé des kystes développés soit dans l'épaisseur du scrotum, soit dans la tunique vaginale, le plus souvent dans le cordon même, aussi bien à droite qu'à gauche. Plus communs dans la Plaine que dans les autres régions, ils se rencontrent dans les proportions suivantes :

Pour la Plaine, de.	0,99 pour 100
Pour les Marais gras	0,63
Pour le Bocage.	0,39
Pour les Marais salants. . . .	0,24

Pieds plats.—Les pieds plats assez prononcés pour motiver l'exemption sont au nombre de 6. 4 appartiennent au pays boisé, 1 à la Plaine, 1 aux Marais salants. Ces diverses régions peuvent être ainsi classées pour la fréquence proportionnelle de cette difformité :

Bocage.	0,39 pour 100
Marais.	0,24
Plaine.	0,202

Le pays boisé et montagneux nous a fourni, ainsi que nous nous y attendions, la plus grande portion de pieds plats, 1/3 de plus que la Plaine.

Pieds bots.—L'infirmité connue sous le nom de pied bot a été constatée 4 fois. Nous avons trouvé la variété dite varus ou latéral interne 1 fois, 2 fois la variété équin ou en arrière, enfin une fois le talus ou pied bot antérieur. Un cas de pied bot appartient à la Plaine (varus); les trois autres sont fournis par le Bocage. Leur fréquence proportionnelle est donnée par les chiffres suivants :

Dans le Bocage.	0,23 pour 100
Dans la Plaine.	0,20

Chevauchement et martellement des orteils.—Les chevauchements et martellements des orteils, au nombre de 6, dont 4 appartiennent au Bocage, 1 à la Plaine et 1 autre aux Marais salants, offrent les proportions suivantes sur 100 examinés :

Dans le Bocage, de.	0,31 pour 100
Dans les Marais salants. . . .	0,24
Dans la Plaine.	0,20

Testicules engagés dans l'anneau. — 4 fois nous avons trouvé les testicules engagés dans l'anneau : 2 fois à gauche, 2 fois à droite. Nous sommes donc en désaccord ici avec notre collègue M. le docteur Allaire, qui, opérant sur une plus large échelle, il est vrai (*Recueil des mémoires de médecine et de chirurgie militaires*, tome 7, 3e série, 2e fascicule, page 125), a trouvé dans les arrondissements de Meaux et de Thionville, 2 fois sur 36, le testicule droit arrêté dans sa marche. Deux des cas observés appartiennent à la Plaine, les deux autres au Bocage.

Carie des dents.—Pour la perte ou carie des dents, on trouve les proportions suivantes sur 100 examinés :

Dans le Bocage, de.	1,54 pour 100
Dans les Marais salants.	0,24
Dans la Plaine.	0,202

Hypospadias.—Les hypospadias appartiennent tous au Bocage. Assez prononcés, ils s'accompagnent d'un défaut de développement de la verge. Le canton de Moutiers-les-Mauxfaits, un des plus pauvres, a en fourni deux.

Chute du rectum.—Un cas de chute du rectum a été observé dans le canton de Poiré-sous-Napoléon (Bocage).

En résumant ce travail, nous voyons que les quatre régions de la Vendée, relativement aux infirmités qu'elles ont présentées cette année, doivent être classées ainsi qu'il suit :

1° Le Bocage, offrant pour 100 la proportion de	27,50
2° Les Marais salants. . . . *idem*.	25,06
3° La Plaine. . . . . *idem*.	18,97
4° Les Marais gras ou d'eau douce. . *idem*. . .	13,24

Il suffit de renverser cet ordre pour les classer aussi par rapport à la fortune publique. La fréquence des infirmités est donc en raison inverse de la richesse des habitants ; et c'est un fait capital auquel nous devions nous attendre, savoir : que la santé publique suit toujours les oscillations du bien-être, fait d'autant plus saillant ici qu'il s'exprime en dehors des conditions physiques bien tranchées que l'on rencontre dans ces diverses régions.

Les Marais gras, dans lesquels nous comprenons le canton de Luçon, joignent aux richesses de leurs prairies celles de la Plaine et à la culture des céréales l'élevage des chevaux et des bêtes à cornes, double source de bien-être. Si l'on rencontre quelques fièvres intermittentes, qui éclatent en automne, elles n'y revêtent jamais de formes graves et n'impriment point aux constitutions les traits qui caractérisent l'affection palustre. Le bien-être et l'excellence de l'alimentation y contre-balancent du reste l'influence des effluves, et la race s'y conserve grande, forte et vigoureuse.

La pauvreté des Marais salants fait un contraste frappant avec la richesse du pays dont nous venons de parler. Ici la végétation arborescente est à peu près nulle. Le pays, sillonné de petits canaux alimentés par la mer, offre des étangs et de maigres pâturages qui suffisent du reste à l'engraissement de nombreux bestiaux. A cette industrie il faut joindre celle des engrais, l'exploitation de nombreuses salines et la pêche, qui est la principale ressource de la population. Quelques cantons fournissent des marins en nombre ; ce sont les îles d'Yeu, Noirmoutiers, Saint-Gilles et les

Sables. Ce sont aussi ceux où l'espèce nous a paru la plus forte. Il faut noter ici la supériorité bien marquée des insulaires, au double point de vue du développement physique et intellectuel. Si nous comparons en effet les gens de Challans à ceux de Noirmoutiers, nous trouvons d'une part une population grêle, chétive et sauvage ; d'autre part, une race intelligente, offrant les attributs de la force et de la beauté. Les habitations, généralement construites en pisé, humides, insuffisamment aérées et insalubres, l'alimentation trop exclusivement végétale, malgré le poisson dont il se fait une grande consommation sur les côtes, un air le plus souvent vicié par la combustion d'une tourbe artificielle infecte, constituent des conditions peu aptes à favoriser le développement. Nous avons vu plus haut que pour les faiblesses de constitution les Marais salants occupaient le premier rang.

La Plaine forme la transition entre les Marais et le Bocage. D'un niveau plus élevé que ces derniers, elle monte en pente insensible jusqu'aux hauteurs qui le constituent. Ses riches productions en céréales et les débouchés faciles qui leur sont ouverts y ont développé la fortune publique et en ont fait, après les Marais d'eau douce, la plus riche région de la Vendée : aussi la voyons-nous figurer au troisième rang pour la fréquence des infirmités.

Constitué par une série de collines et de vallées dont les plus élevées s'observent aux Herbiers et à Pouzauges, le Bocage offre une végétation variée et à peu près toutes sortes de cultures. Trois de ses cantons sont manufacturiers. Ce sont : celui de Montaigu, qui possède à Cugand une fabrique de papeterie et deux filatures de coton ; celui de Mortagne, où l'on trouve, dans le chef-lieu même, deux filatures de coton et une fabrique de serges, et à Tiffauges une fabrique de papeterie ; et celui des Herbiers, où quelques tisserands, disséminés dans les campagnes, s'occupent à leurs métiers pendant l'hiver, redevenant agriculteurs le reste de l'année. Il faut noter que, dans ces deux premiers cantons, la population offrant à la fois le vice scrofuleux et des traces de rachitisme, est plus chétive encore que dans le reste du Bocage. Malgré la variété de ses productions, le peu d'importance des industries qu'on y exerce et la difficulté des relations permettent, si l'on a égard à son étendue, de classer cette région, pour les revenus, après la Plaine et les Marais : aussi est-ce à lui que se rapportent les infirmités les plus graves et dans les plus fortes proportions. Quelques-unes caractérisent d'une manière générale les régions montagneuses.

Sur 27 simulations, 17 appartiennent au Bocage, 4 aux Marais salants, 4 aux Marais gras et 2 à la Plaine; ce qui donne pour tout le département la proportion de 1,14 simulateur pour 100 :

Pour les Marais gras, de . .	2,00 pour 100
Pour le Bocage.	1,32
Pour les Marais salants.	0,96
Pour la Plaine.	0,40

Le plus grand nombre des simulations a porté sur la myopie et la surdité.

BIBLIOTHÈQUE IMPÉRIALE IMPR.

www.ingramcontent.com/pod-product-compliance
Ingram Content Group UK Ltd.
Pitfield, Milton Keynes, MK11 3LW, UK
UKHW022203190726
13855UKWH00004B/1594